AF346716

VILLE DE SAINT-OMER

(Pas-de-Calais)

VENTE

DU

21 DÉCEMBRE 1906

rue Carnot, 55

ET

HOTEL DES VENTES

165, rue de Dunkerque

SUCCESSION

du Cte de Gorguette d'Argœuves

SAINT-OMER

Tapisseries anciennes

Piano à queue d'ERARD

Services vieux Tournay

Belle Console Louis XV

Tableaux anciens

M^{es} Ed. BILLIET & GEFFROY

COMMISSAIRES-PRISEURS

165, rue de Dunkerque

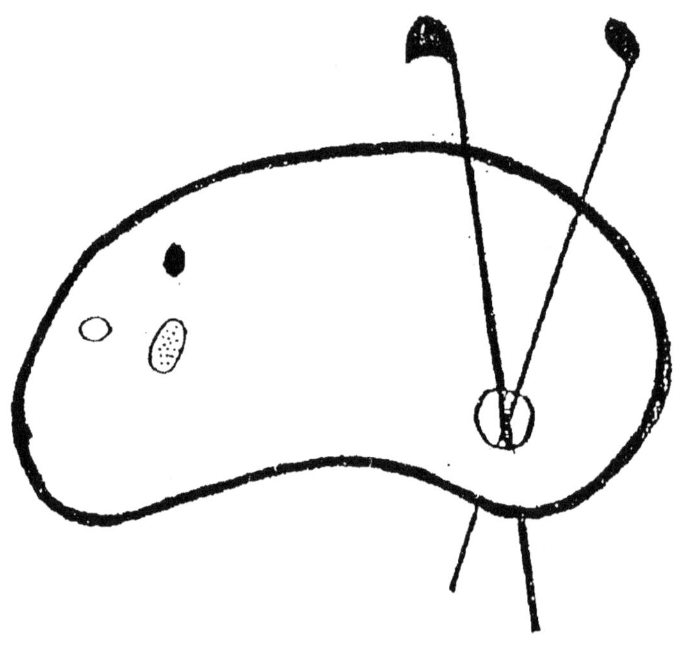

FIN D'UNE SERIE DE DOCUMENTS
EN COULEUR

Tapisseries anciennes
Piano à queue d'ERARD
Services vieux Tournay
Belle Console Louis XV
Tableaux anciens

DÉPENDANT DE LA SUCCESSION

du Cte de **GORGUETTE d'ARGŒUVES**

dont la **VENTE** *aura lieu aux enchères publiques*

le VENDREDI 21 DÉCEMBRE 1906

COMMISSAIRES-PRISEURS

M^{es} Ed. BILLIET & GEFFROY

rue de Dunkerque, 165

EXPOSITION :

I° *rue Carnot, 55 :* **Tapisseries — Piano.**

II° *Hôtel des Ventes, 165, rue de Dunkerque :* **Tableaux et autres objets.**

Le JEUDI 20 DÉCEMBRE 1906, de 1 h. à 4 h.

Et le JOUR de la VENTE, de 10 h. à 11 h. 1|2.

ORDRE DE LA VENTE

Les Tapisseries anciennes et le Piano à queue seront vendus *rue Carnot, 55*, à 2 heures après-midi. Ensuite il sera procédé *en l'Hôtel des Ventes, 165, rue de Dunkerque*, à la vente des Services en vieux Tournay, de la Console Louis XV et de la Collection de Tableaux anciens.

CONDITIONS DE LA VENTE

Elle se fera au comptant. Les acquéreurs paieront 10 % en sus des adjudications. En cas de contestation sur une enchère, l'objet sera immédiatement remis en vente. Les expositions ayant mis les acquéreurs à même de se rendre compte de la nature et de l'état des objets, il ne sera admis aucune réclamation une fois l'adjudication prononcée. Les objets seront livrables dès que la vente sera terminée.

1º RUE CARNOT, 55

TAPISSERIES ANCIENNES
dites *VERDURES FLAMANDES*

COMPRENANT 4 PANNEAUX

Signés : **la Veuev de Ch. Werniers**

Date probable 1750

Ces 4 panneaux sont encadrés, en très bon état de conservation. Ils représentent des sujets tirés des fables d'Esope et mesurent :

Le 1er, 2 m. 40 de large sur 2 m. 60 de hauteur.

Le 2me, 2 m. 50   »   »   »

Le 3me, 2 m. 10   »   »   »

Le 4me, 2 m. 05   »   »   »

Un PIANO à queue d'Erard

EN ACAJOU

TRÈS BON ÉTAT

II° HOTEL des VENTES
Rue de Dunkerque, 165

41 assiettes, *vieux Saint-Amand.*

---

145 assiettes festonnées, intactes, *vieux Tournay,* dont 33 creuses et 112 plates.

---

3 plats ronds, *vieux Tournay.*

---

1 tasse et sa soucoupe, *porcelaine de Saxe,* décor glands.

---

1 paire d'appliques à deux branches, *bronze doré,* Louis XVI.

Très belle console, *bois doré,* Louis XV.

SERVICE vieux Tournay, comprenant :

122 assiettes intactes.

2 soupières.

2 plats ronds.

2 plats longs.

2 jattes.

2 sucriers.

1 pot à crême.

TABLEAUX ANCIENS

1 Paysage avec figures et animaux.
Cuivre — haut. 12ᶜ. larg. 18ᶜ.

2 Paysage avec figures et animaux, d'après Nicolas
   Berghem.
Papier sur bois — haut. 20ᶜ. larg. 26ᶜ.

3 Paysage. Chute d'eau.
Toile — haut. 39ᶜ. larg. 31ᶜ.

4 Paysage.
Papier — haut. 10ᶜ. larg. 14ᶜ.

5 Pont rustique sur un cours d'eau. Paysage avec
   figures par **Ulysse Delhom.**
Toile — haut. 17ᶜ. larg. 22ᶜ.

6 Portrait de Dame.
Miniature sur ivoire, par **Planckart** fils,
   1829. Signé.

7 Paysage avec animaux et figures.
Toile — haut. 44ᶜ. larg. 54ᶜ.

8 La Collation,
Attribué à **Terborgh.**
Toile — haut. 70c. larg. 55c.

9 Ermite au premier plan d'un paysage fantastique,
attribué à Jean **Breughel.**
Cuivre — haut. 20c. larg. 29c.

10 Portrait d'enfant.
Princesse française XVIIe siècle. Cadre de l'Epoque.
Toile — haut. 38c. larg. 30c.

11 Paysage.
Cuivre — haut. 47c. larg. 58c.

12 Paysage.
Bois — haut. 48c. larg. 66c.

13 Paysage attribué à **Nicolas Berghem.**
Toile — haut. 19c. larg. 26c.

14 L'Orage. (Pendant du n° 13), attribué à **Nicolas
Berghem.**
Toile — haut. 19c. larg. 26c.

15 Portrait. Tête de vieillard.
Ecole de Rembrandt.
Bois — haut. 38c. larg. 26c.

16 Diane et Actéon.
Paysage avec baigneuses.
Toile — haut. 47c. larg. 60c.

17 Combat de Cavalerie, attribué à Jacques Courtois
dit **le Bourguignon.**
Toile — haut. 21c. larg. 30c.

18 Paysage.
Sépia sur papier — haut. 06c. larg. 08c.

19 Paysage.
Dessin à la plume.
Haut. 06°. larg. 08°.

20 Vue du palais Foscari sur le grand canal de Venise.
— Vue de Venise.
Ensemble 2 sépias gr. in-folio en large, par
Joyant, d'après Canaletto.

21 Paysage.
Sépia gr. in-folio en large, encadrée, ainsi que les
2 qui précèdent sous le n° 20.

22 Paysage avec figures, attribué à **Wynants.**
Bois — haut. 23°. larg. 16°.

23 Paysage.
Bois — haut. 35°. larg. 47°.

24 Paysage.
Bois — haut. 32°. larg. 42°.

25 Amphitrite. Portrait de Mlle de Fontanges, attribué
à **Ch. Natoire.**
Toile — haut. 1^m36, larg. 1^m09.

26 Nature morte.
Gibier.
Toile — haut. 91°. larg. 71°.

27 Paysage, attribué à **Cornelius Poëlemburg.**
Toile — haut. 16°. larg. 21°.

28 Marine.
Attribué à **Bonaventure Peeters.**
Bois — haut. 30°. larg. 41°.

29 Enfants effrayés par l'orage. Cadre du xviie siècle.
Toile — haut. 44°. larg. 35°.

30 Vaches au pâturage,
par **Balthasar Ommeganck.** Signé.
Bois — haut. 41ᶜ. larg. 51ᶜ.

31 Kermesse flamande, par **David Téniers** dit le
Jeune. Signé.
Toile — haut. 57ᶜ. larg. 76ᶜ.

SAINT-OMER. — TYP. H. D'HOMONT.

www.ingramcontent.com/pod-product-compliance
Lightning Source LLC
LaVergne TN
LVHW050236180726
843501LV00014BA/4459